El Libro De Cocina Para Principiantes De La Dieta Cetogénica

Recetas Cetogénicas Fáciles Y Deliciosas Para Perder
Peso Y Quemar Grasa

Allison Rivera
Estrella Blanco

Tabla de contenido

RECETAS DE BATIDOS Y DESAYUNO

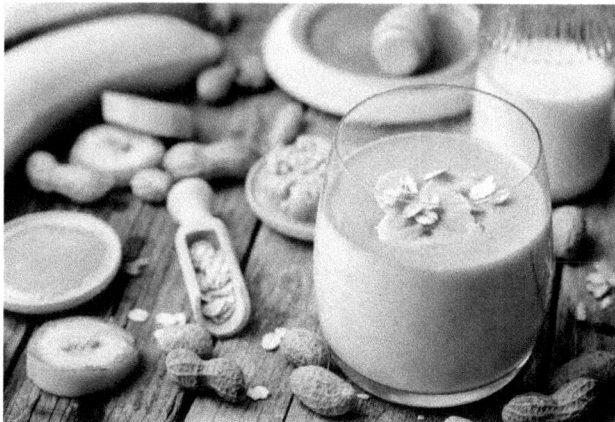

Batido de arándanos de jengibre de manzana

Tiempo de preparación: 5 minutos Tiempo de cocción: 5 minutos Servir: 2

ingredientes:

- 1/2 manzana
- 1 cucharadita de aceite MCT
- 1/2 cucharada de colágeno en polvo
- 1 cucharadita de jengibre
- 1 taza de leche de coco sin endulzar
- 1/2 taza de yogur de coco
- 15 arándanos

Indicaciones:

1. Agregue todos los ingredientes a la licuadora y licúe hasta que estén suaves.
2. Sirva y disfrute.

Valor nutricional (cantidad por porción):

Calorías 169

Grasa 15 g

Carbohidratos 5 g

Azúcar 2 g

Proteína 4 g

Colesterol 5 mg

Batido de mantequilla de girasol choco

Tiempo de preparación: 5 minutos Tiempo de cocción: 5 minutos Servir: 1

ingredientes:

- 1/3 taza de leche de coco sin endulza
- 1/4 de taza de hielo
- 1/2 cucharadita de vainilla
- 1 cucharadita de cacao en polvo sin endulzar
- 2/3 taza de agua
- 2 cucharadas de mantequilla de semillas de girasol

Indicaciones:

- Agregue todos los ingredientes a la licuadora y licúe hasta que estén suaves.
- Sirva y disfrute.

Valor nutricional (cantidad por porción):

Calorías 379

Grasa 34,6 g

Carbohidratos 13 g

Azúcar 3 g

Proteína 8,5 g

Colesterol 0 mg

RECETAS DE CERDO, CARNE DE RES Y CORDERO

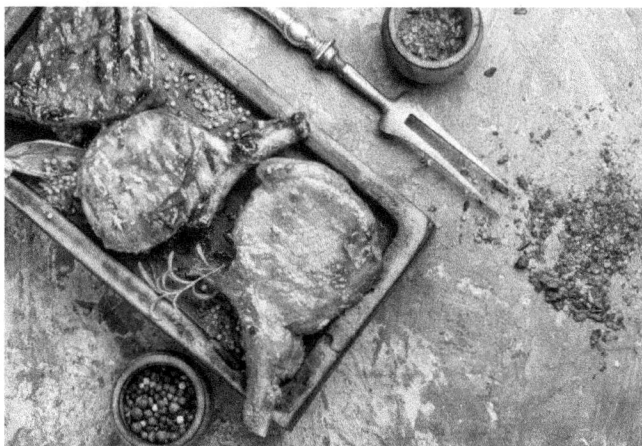

Chuletas de cerdo Pan Fry

Tiempo de preparación: 10 minutos Tiempo de cocción: 8 minutos

Saque: 4

ingredientes:

- 4 chuletas de cerdo, deshuesadas
- 2 cucharadas de aceite de oliva
- 1/4 cucharadita de cebolla en polvo
- 1/4 cucharadita de ajo en polvo
- 1/4 cucharadita de pimienta
- sal

Indicaciones:

Caliente el aceite en la sartén de hierro fundido a fuego alto.

1. Sazona las chuletas de cerdo con ajo en polvo, cebolla en polvo, pimienta y sal.
2. Chuletas de cerdo sear en aceite caliente unos 3-4 minutos a cada lado.
3. Sirva y disfrute.

Valor nutricional (cantidad por porción):

Calorías 317	Azúcar 0,1 g
Grasa 26 g	Proteína 18 g
Carbohidratos 0,3 g	Colesterol 69 mg

COMIDAS SIN CARNE

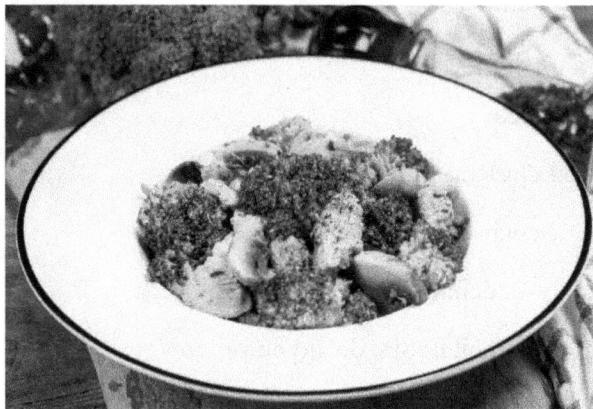

Arroz de brócoli de coliflor

Tiempo de preparación: 10 minutos Tiempo de cocción: 8 minutos Servir: 4

ingredientes:

- 1 taza de brócoli, procesa en arroz
- 3 tazas de arroz de coliflor
- 1/4 de taza de queso mascarpone
- 1/2 taza de queso parmesano rallado
- 1/8 cucharadita de canela molida
- 1/4 cucharadita de ajo en polvo
- 1/4 cucharadita de cebolla en polvo
- 1/4 cucharadita de pimienta
- 1 cucharada de mantequilla, derretida
- 1/2 cucharadita de sal

Indicaciones:

1. En un tazón a prueba de calor, mezcle la coliflor, la nuez moscada, el ajo en polvo, la cebolla en polvo, la mantequilla, el brócoli, la pimienta y la sal y el microondas durante 4 minutos.
2. Revuelva bien y microondas durante 2 minutos más.
3. Agregue el queso y el microondas durante 2 minutos.
4. Agregue el queso mascarpone y revuelva hasta que se vea cremoso.
5. Sirva y disfrute.

Valor nutricional (cantidad por porción):

Calorías 135

Grasa 10 g

Carbohidratos 6 g

Azúcar 2 g

Proteína 8 g

Colesterol 30 mg

RECETAS DE MARISCOS Y PESCADOS

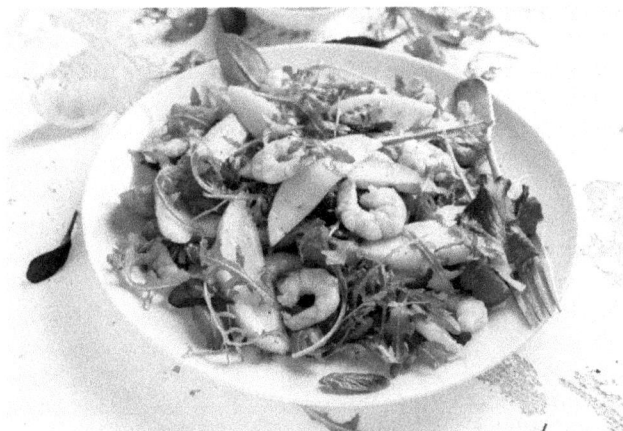

Camarón espinaca Alfredo

Tiempo de preparación: 10 minutos Tiempo de
cocción: 15 minutos

Servir: 2

ingredientes:

- 1/2 lb de camarón, desveinado
- 2 dientes de ajo picados
- 2 cucharadas de cebolla picada
- 1 taza de espinacas frescas picadas
- 1/2 taza de crema pesada
- 1 cucharada de mantequilla
- pimienta
- sal

Indicaciones:

1. Derretir la mantequilla en una sartén a fuego medio.
2. Agregue la cebolla, el ajo y el camarón en la sartén y saltee durante 3 minutos.
3. Agregue los ingredientes restantes y cocine a fuego lento durante 7 minutos o hasta que estén cocidos.
4. Sirva y disfrute.

Valor nutricional (cantidad por porción):

Calorías 300

Grasa 19 g

Carbohidratos 5 g

Azúcar 0,5 g

Proteína 27 g

Colesterol 295 mg

Ensalada de camarones de aguacate

Tiempo de preparación: 10 minutos Tiempo de cocción: 10 minutos

Saque: 6

ingredientes:

- 1 libra de camarón
- 3 rebanadas de tocino, cocidas y desmenuzadas
- 1/4 de taza de queso feta, desmenuzado
- 1 cucharada de jugo de limón
- 1/2 taza de tomates picados
- 2 aguacates picados
- 2 dientes de ajo picados
- 1 cucharada de aceite de oliva
- pimienta
- sal

Indicaciones:

1. Caliente el aceite en una sartén a fuego medio.
2. Agregue el ajo y saltee durante un minuto.
3. Agregue los camarones, la pimienta y la sal y cocine durante 5-7 minutos. Retirar del fuego y dejar a un lado.

4. Mientras tanto, agregue los ingredientes restantes al tazón grande.

5. Agregue bien los camarones y la ábalos.

6. Cubra y coloque en la nevera durante 1 hora.

7. Sirva y disfrute.

Valor nutricional (cantidad por porción):

Calorías 268

Grasa 18 g

Carbohidratos 8.1 g

Azúcar 1,1 g

Proteína 19,6 g

Colesterol 165 mg

SOPAS, GUISOS Y ENSALADAS

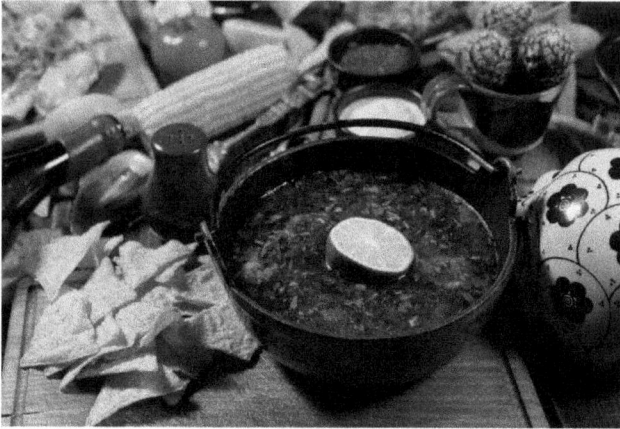

Sopa de carne de repollo

abundante

Tiempo de preparación: 10 minutos Tiempo de cocción: 45 minutos Servir: 10

ingredientes:

- 2 libras de carne molida
- 4 tazas de caldo de pollo
- 10 oz de tomates Rotel cortados en cubos

- 3 cubo de caldo

- 1 cabeza grande de repollo, picada

- 1/2 cucharadita de polvo de comino

- 2 dientes de ajo picados

- 1/4 de cebolla cortada en cubos

- pimienta

- sal

Indicaciones:

1. Dore la carne en sartén a fuego medio.
2. Agregue la cebolla y cocine hasta que se ablande.
3. Transfiera la mezcla de carne a la olla de caldo.
4. Agregue los ingredientes restantes a la olla de caldo revuelva bien y lleve a hervir a fuego alto.
5. Gire el fuego a medio-bajo y cocine a fuego lento durante 45 minutos.

Valor nutricional (cantidad por porción):

Calorías 260

Grasa 18 g

Carbohidratos 5 g

Azúcar 2 g

Proteína 15 g

Colesterol 64 mg

Sopa de camarones vegetales

Tiempo de preparación: 10 minutos Tiempo de cocción: 5 horas

Saque: 6

ingredientes:

- Oz camarones
- 4 tazas de caldo de pollo
- 2 tazas de crema pesada
- Nabo de 4 oz, cortado en cubos
- Floretes de brócoli de 5 oz
- Floretes de coliflor de 6 oz
- 4 tazas de agua
- 2 cubos de caldo

Indicaciones:

1. Agregue todos los ingredientes excepto los camarones en la olla lenta y revuelva bien.
2. Cubra y cocine a fuego lento durante 4 horas y 30 minutos.
3. Agregue los camarones y revuelva bien. Cubra y cocine durante 30 minutos más.
4. Sazona con sal y sirve.

Valor nutricional (cantidad por porción):

Calorías 345

Grasa 31 g

Carbohidratos 6 g

Azúcar 1 g

Proteína 10 g

Colesterol 205 mg

BRUNCH Y
CENA

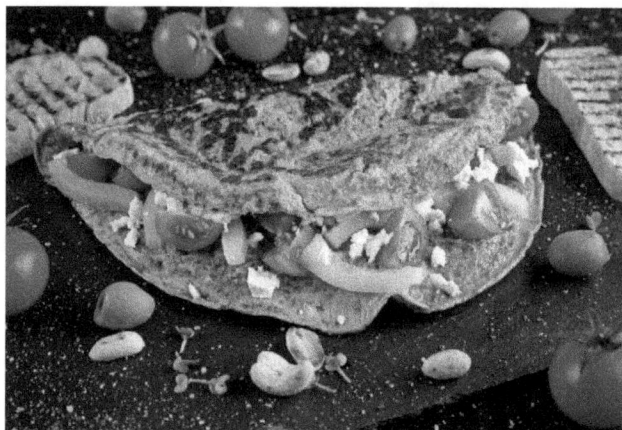

Panqueques de almendras

de queso

Tiempo de preparación: 10 minutos Tiempo de cocción: 10 minutos Servir: 4

ingredientes:

- 4 huevos

- 1/4 cucharadita de canela

- 1/2 taza de queso crema

- 1/2 taza de harina de almendras

- 1 cucharada de mantequilla, derretida

Indicaciones:

1. Agregue todos los ingredientes a la licuadora y mezcle hasta que se combinen.

2. Derretir la mantequilla en una sartén a fuego medio.

3. Vierta 3 cucharadas de masa por panqueque y cocine durante 2 minutos a cada lado.

4. Sirva y disfrute.

Valor nutricional (cantidad por porción):

Calorías 271

Grasa 25 g

Carbohidratos 5 g

Azúcar 1 g

Proteína 10,8 g

Colesterol 203 mg

POSTRES Y BEBIDAS

Bombas de grasa de tarta

de queso

Tiempo de preparación: 10 minutos Tiempo de

cocción: 10 minutos

Saque: 24

ingredientes:

- 8 oz de queso crema

- 1 1/2 cucharadita de vainilla

- 2 cucharadas de eritritol

- 4 oz de aceite de coco

- 4 oz de crema pesada

Indicaciones:

1. Agregue todos los ingredientes en el tazón de mezcla
   y bata usando la licuadora de inmersión hasta que
   estén cremosos.

2. Vierta la masa en el mini forro de cupcakes y colóquelo
   en el refrigerador hasta que esté listo.

3. Sirva y disfrute.

Valor nutricional (cantidad por porción):

Calorías 90

Grasa 9,8 g

Carbohidratos 1,4 g

Azúcar 0,1 g

Proteína 0,8 g

Colesterol 17 mg

RECETAS DE DESAYUNO

Keto helado Matcha Latte

Servicios: 1

Tiempo de preparación: 10 minutos Ingredientes

Carbohidratos totales 1.5g 1% Fibra dietética 0.4g 1% Azúcares totales 0.9g Proteína 0.5g

- 1 cucharadita de matcha en polvo, de alta calidad

- 1 taza de agua

- 1/2 cucharada de aceite de coco

- 1/2 cucharadita de polvo de Stevia

- 1 taza de leche de coco orgánica, congelada en

cubitos de hielo

1. Ponga todos los ingredientes excepto el colágeno en polvo en una licuadora de alta potencia.
2. Pulse hasta que quede completamente suave y vierta en un vaso para servir.

Cantidad nutricional por porción

Calorías 175

Grasa total 17.8g 23% Grasa saturada 16.9g 84% Colesterol 0mg 0%

Sodio 10mg 0%

Carbohidratos totales 1g 0% Fibra dietética 2g 7%

Tostada de coliflor con aguacate

Servicios: 2

Tiempo de preparación: 20 minutos

ingredientes

- 1 huevo grande
- 1 coliflor de cabeza pequeña, rallada
- 1 aguacate mediano, picado y picado
- 3/4 de taza de queso mozzarella rallado
- Sal y pimienta negra, al gusto

Indicaciones

1. Precaliente el horno a 420°F y forre una bandeja para hornear con pergamino.
2. Coloque la coliflor en un tazón seguro para microondas y microondas durante unos 7 minutos en alto.
3. Esparce sobre toallas de papel para escurrir después de que la coliflor se haya enfriado por completo y presione con una toalla limpia para eliminar el exceso de humedad.
4. Vuelva a poner la coliflor en el tazón y agregue el queso y el huevo mozzarella.
5. Sazona con sal y pimienta negra y revuelve hasta que estén bien combinados.

6. Coloca la mezcla en la bandeja para hornear en dos cuadrados redondeados, de la manera más uniforme posible.

7. Hornee durante unos 20 minutos hasta que se dore en los bordes.

8. Machaque el aguacate con una pizca de sal y pimienta negra.

9. Esparce el aguacate en las tostadas de coliflor y sirve.

Cantidad nutricional por porción

Calorías 127 Grasa total 7g 9%

Grasa saturada 2.4g 12% Colesterol 99mg 33%

Sodio 139mg 6%

Carbohidratos totales 9.1g 3% Fibra dietética 4.8g 17%

Azúcares totales 3.4g

Proteína 9.3g

APERITIVOS Y POSTRES

Cheesy Radish

Servicios: 5

Tiempo de

preparación: 1

hora Ingredientes

- 16 oz. Queso jack de Monterrey, rallado

- 2 tazas de rábano

- 1/2 taza de crema pesada

- 1 cucharadita de jugo de limón

- Sal y pimienta blanca, al gusto

  1. Precaliente el horno a 3000F y engrase ligeramente una bandeja para hornear.
  2. Caliente la crema pesada en una cacerola pequeña y sazone con sal y pimienta blanca.
  3. Agregue el queso monterey jack y el jugo de limón.
  4. Coloque el rábano en la bandeja para hornear y cubra con la mezcla de queso.
  5. Hornee durante unos 45 minutos y retírelo del horno para servir caliente.

Cantidad nutricional por porción de calorías 387

Grasa total 32g 41% grasa

saturada 20.1g 100%

  Proteína 22.8g
Colesterol 97mg 32%

Sodio 509mg 22%

Carbohidratos totales 2.6g 1%
  Fibra dietética 0.7g 3%

  Azúcares totales 1.3g

Champiñones asados al horno de ajo parmesano

Servicios: 6

Tiempo de

preparación: 30

minutos

Ingredientes

- 3 cucharadas de mantequilla

- 12 oz. bebé Bella champiñones

- 1/4 de taza de cortezas de cerdo, finamente molida

- Sal rosa del Himalaya y pimienta negra, al gusto

- 1/4 de taza de queso

parmesano, rallado Directions

1. Precaliente el horno a 4000F y engrase ligeramente una bandeja para hornear.
2. Caliente la mantequilla en una sartén grande a fuego medio-alto y agregue los champiñones.
3. Saltee durante unos 3 minutos y despache.
4. Mezcle las cortezas de cerdo, el queso parmesano, la sal y la pimienta negra en un tazón.
5. Poner los champiñones en esta mezcla y mezclar para cubrir bien.
6. Colóquelo en la bandeja para hornear y transfiéralo al

horno.

7. Hornee durante unos 15 minutos y despache para servir inmediatamente.

Cantidad nutricional por

porción de calorías 94

Grasa total 7.7g 10%

Grasa saturada 4.7g 23%

Colesterol 22mg 7%

Sodio 228mg 10%

Carbohidratos totales 3g

1% Fibra dietética 0.9g

3% Azúcares totales 1g

Proteína 4.5g

Espinacas cremosas de bajo contenido de carbohidratos cursi

Servicios: 8

Tiempo de preparación: 25 minutos

ingredientes

- 2 (10 oz) paquetes congelados de espinaca picada, descongelados
- 3 cucharadas de mantequilla
- 6 onzas de queso crema
- Cebolla en polvo, sal y pimienta negra
- 1/2 taza de queso parmesano rallado

Indicaciones

Mezcle 2 cucharadas de mantequilla con queso crema, queso parmesano, sal y pimienta negra en un tazón.

1. Caliente el resto de la mantequilla a fuego medio en una sartén pequeña y agregue la cebolla en polvo.

2. Saltee durante aproximadamente 1 minuto y agregue

espinacas.

3. Cubra y cocine a fuego lento durante unos 5 minutos.

4. Agregue la mezcla de queso y cocine durante unos 3 minutos.

5. Ensébalo en un tazón y sirve caliente.

Cantidad nutricional por porción

Calorías 141

Grasa total 12.8g 16% Grasa saturada 8g 40%

Colesterol 37mg 12%

Sodio 182mg 8%

Carbohidratos totales 3.5g 1% Fibra dietética 1.6g 6%

Azúcares totales 0.5g Proteína 4.8g

Frijoles verdes ajo Salteados

Servicios: 4

Tiempo de

preparación: 25

minutos

Ingredientes

- 2 cucharadas de aceite de cacahuete

- 1 libra de judías verdes frescas

- 2 cucharadas de ajo picado

- Sal y chile rojo, al gusto

- 1/2 cebolla amarilla,

instrucciones animadas

1. Caliente el aceite de cacahuete a fuego alto y agregue el ajo y la cebolla.
2. Saltee durante unos 4 minutos agregue los frijoles, la sal y el chile rojo.
3. Saltee durante unos 3 minutos y agregue un poco de agua.
4. Cubra con la tapa y cocine a fuego lento durante unos 5 minutos.
5. Despacha en un tazón y sirve caliente.

Cantidad nutricional por porción de calorías 107

Grasa total 6.9g 9% Grasa saturada 1.2g 6%

Fibra dietética 4.3g 15% Azúcares totales 2.3g

Proteína 2.5g
Colesterol 0mg 0%

Sodio 8mg 0%

Carbohidratos totales 10.9g 4%

RECETAS DE CERDO Y CARNE DE RES

Carne cursi

Servicios: 6

Tiempo de preparación: 40 minutos

ingredientes

- 1 cucharadita de sal de ajo
- 2 libras de carne de res
- 1 taza de queso crema
- 1 taza de queso mozzarella rallado
- 1 taza de salsa baja en carbohidratos de Don Pablo

Indicaciones

1. Sazona la carne con sal de ajo y añádelo a la olla instantánea.
2. Ponga los ingredientes restantes en la olla y ponga la olla instantánea en baja.
3. Cocine durante unas 2 horas y despache.

Cantidad nutricional por porción

Calorías 471

Grasa total 27.7g 36% Grasa saturada 14.6g 73%

Colesterol 187mg 62%

Sodio 375mg 16%

Carbohidratos totales 2.9g 1% Fibra Dietética 0.1g 0%

Azúcares totales 1.5g Proteína 50.9g

Quiché de carne

Servicios: 3

Tiempo de preparación: 30 minutos

ingredientes

- 1/4 de taza de carne alimentada con hierba, picada
- 2 rebanadas de tocino, cocidos y desmenuzados
- 1/4 de taza de queso cheddar de cabra, rallado
- 1/4 de taza de leche de coco
- 3 huevos de pastos grandes

Indicaciones

1. Precaliente el horno a 3650F y engrase 3 moldes de quiche.
2. Mezcle los huevos y la leche de coco en un tazón grande.
3. Ponga la carne de res en moldes de quiche y agregue la mezcla de huevo.
4. Cubra con el tocino desmenuzado y el queso cheddar.
5. Transfiera moldes de quiche al horno y hornee durante unos 20 minutos.
6. Retirar del horno y servir caliente.

Cantidad nutricional por porción

Calorías 293

Grasa total 21.4g 27% Grasa saturada 10.4g 52% Colesterol 232mg 77%

Sodio 436mg 19%

Carbohidratos totales 2.7g 1% Fibra dietética 0.4g 2%

Azúcares totales 1.1g Proteína 21.8g

RECETAS DE MARISCOS

Rodajas de Mahi Mahi con mantequilla

Servicios: 3

Tiempo de preparación: 30 minutos

ingredientes

- 1/2 taza de mantequilla
- 1 libra mahi mahi,al vapor y rallado
- 1/2 cebolla picada
- Sal y pimienta negra, al gusto
- 1 hongo picado

Indicaciones

1. Precaliente el horno a 3750F y engrase un plato para hornear.
2. Mezcle la mantequilla, la cebolla, los champiñones, la sal y la pimienta negra en un tazón.
3. Haz rebanadas de la masa y colócalos en el molde para hornear.
4. Transfiéralo al horno y hornea durante unos 20

minutos.

5. Retirar del horno y servir con una salsa.

Cantidad nutricional por porción

Calorías 445

Grasa total 32.1g 41% Grasa saturada 19.8g 99%

Colesterol 224mg 75%

Sodio 390mg 17%

Carbohidratos totales 2g 1% Fibra dietética 0.5g

2% Azúcares totales 0.9g

Proteína 36.6g

RECETAS DE POLLO Y AVES DE CORRAL

Cazuela de pollo Keto Pesto

Servicios: 3

Tiempo de preparación: 45 minutos

ingredientes

- 11/2 libras muslos de pollo deshuesados, cortado en trozos del tamaño de una mordedura
- Sal y pimienta negra, al gusto
- 2 cucharadas de mantequilla
- Pesto verde de 3 onzas
- 5 oz. de queso feta, cortado en cubos

Indicaciones

1. Precaliente el horno a 400 F y engrase un molde para hornear.
2. Sazona el pollo con sal y pimienta negra.
3. Caliente la mantequilla en una sartén a fuego medio y cocine el pollo durante unos 5 minutos a cada lado.
4. Despacha en el plato de hornear engrasado y añade queso feta y pesto.
5. Transfiera el plato para hornear al horno y hornee

durante unos 30 minutos.

6. Retirar del horno y servir caliente.

Cantidad nutricional por porción

Calorías 438

Grasa total 30.4g 39% Grasa saturada 11g 55%

Colesterol 190mg 63%

Sodio 587mg 26%

Carbohidratos totales 1.7g 1% Fibra dietética 0g
0%

Azúcares totales 1.5g Proteína 39.3g

Mini pimientos

horneados

Servicios: 4

Tiempo de preparación: 30 minutos

ingredientes

- 1 oz de chorizo, aire seco y en rodajas finas

- 8 oz. mini pimientos, cortados en rodajas largas

- 8 oz. de queso crema

- 1 taza de queso cheddar rallado

- 1 cucharada de pasta de chipotle suave

Indicaciones

1. Precaliente el horno a 4000F y engrase un plato grande para hornear.

2. Mezcle el queso crema, la pasta de chipotle, los pimientos y el chorizo en un bol pequeño.

3. Revuelva la mezcla hasta que quede suave y transfiérala a la bandeja para hornear.

4. Cubra con queso cheddar y colóquelo en el horno.

5. Hornee durante unos 20 minutos hasta que el queso esté dorado y ensañe en un plato.

Cantidad nutricional por porción

Calorías 364

Grasa total 31.9g 41% Grasa saturada 19.4g 97%

Colesterol 98mg 33%

Sodio 491mg 21%

Carbohidratos totales 6g 2% Fibra dietética 0.7g

2% Azúcares totales 2.9g

Proteína 13.8g

RECETAS DE DESAYUNO

Gofres de chia flaxseed

Tiempo total: 25 minutos Sirve: 8

ingredientes:

- 2 tazas de semillas de lino dorada molidas
- 2 cucharaditas de canela
- 10 cucharaditas de semilla de chía molida
- 15 cucharadas de agua tibia
- 1/3 taza de aceite de coco, derretido
- 1/2 taza de agua
- 1 cucharada de polvo de hornear
- 1 cucharadita de sal marina

Indicaciones:

1. Precalentar la plancha de gofres.
2. En un tazón pequeño, mezcle la semilla de chía molida y el agua tibia.
3. En un tazón grande, mezcle la semilla de lino molido, la sal marina y el polvo de hornear. Reserva.
4. Agregue el aceite de coco derretido, la mezcla de semillas de

chía y el agua en la licuadora y mezcle durante 30 segundos.

5. Transfiera la mezcla de aceite de coco a la mezcla de semillas de lino y mezcle bien. Agregue la canela y revuelva bien.

6. Recoge la mezcla de gofres en la plancha de gofre caliente y cocina a cada lado durante 3-5 minutos.

7. Sirva y disfrute.

Valor nutricional (cantidad por porción):

Calorías 240; Grasa 20,6 g; carbohidratos

12.9 g; Azúcar 0 g; Proteína 7 g; Colesterol 0 mg;

Bayas frescas con crema

Tiempo total: 10 minutos Sirve: 1

ingredientes:

- 1/2 taza de crema de coco

- Fresas de 1 oz

- 1 oz de frambuesas

- 1/4 cucharadita de extracto de vainilla

Indicaciones:

1. Agregue todos los ingredientes a la licuadora y licúe hasta que estén suaves.

2. Vierta en un tazón para servir y cubra con bayas frescas.

3. Sirva y disfrute.

Valor nutricional (Cantidad por porción): Calorías 303; Grasa 28,9 g; Carbohidratos 12 g; Azúcar 6,8 g; Proteína 3,3 g; Colesterol 0 mg;

RECETAS DE ALMUERZO

Puré de espárragos

Tiempo total: 20 minutos Sirve: 2

ingredientes:

- 10 brotes de espárragos, picados
- 1 cucharadita de jugo de limón
- 2 cucharadas de perejil fresco
- 2 cucharadas de crema de coco
- 1 cebolla pequeña cortada en cubos
- 1 cucharada de aceite de coco
- pimienta
- sal

Indicaciones:

1. Saltee la cebolla en aceite de coco hasta que la cebolla se ablande.
2. Blanquear los espárragos picados en agua caliente durante 2 minutos y escurrir inmediatamente.
3. Agregue la cebolla salteada, el jugo de limón, el perejil, la crema de coco, los espárragos, la pimienta y la sal en la licuadora y mezcle hasta que quede suave.
4. Sirva caliente y disfrute.

Valor nutricional (Cantidad por porción): Calorías 125; Grasa 10,6 g; Carbohidratos 7.5

g; Azúcar 3,6 g; Proteína 2,6 g; Colesterol 0 mg;

Sopa cremosa de calabaza

Tiempo total: 35 minutos Sirve: 8

ingredientes:

- 3 tazas de calabaza con mantequilla picada
- 1 1/2 taza de leche de coco sin endulzar
- 1 cucharada de aceite de coco
- 1 cucharadita de hojuelas de cebolla seca
- 1 cucharada de curry en polvo
- 4 tazas de agua
- 1 diente de ajo
- 1 cucharadita de sal kosher

Indicaciones:

1. Agregue la calabaza, el aceite de coco, las hojuelas de cebolla, el curry en polvo, el agua, el ajo y la sal en una cacerola grande. Hierva a fuego alto.
2. Gire el fuego a medio y cocine a fuego lento durante 20 minutos.
3. Puré la sopa usando una licuadora hasta que quede suave. Vuelva a tomar sopa en la cacerola y agregue la leche de coco y cocine durante 2 minutos.
4. Revuelva bien y sirva caliente.

Valor nutricional (Cantidad por porción): Calorías 146;

Grasa 12,6 g; Carbohidratos 9.4

g; Azúcar 2,8 g; Proteína 1,7 g; Colesterol 0 mg;

RECETAS DE DESAYUNO

Bomba de grasa de

tocino y huevo

Bombas de grasa de desayuno empacadas saludables que están garantizadas para satisfacerte en todo el
Mañana.

Tiempo total de preparación y cocción: 50 minutos Nivel:
Principiante

Hace: 3 bombas de grasa proteína: 2 gramos

Carbohidratos netos: 0,1 gramos de grasa:

13 gramos

Azúcar: 0 gramos

Calorías: 127

Lo que necesita:

- 1 huevo grande

- 12 tazas de agua fría, separadas

- 1/4 cucharadita de sal

- 3 cucharaditas de mayonesa, sin azúcar

- 1/8 de taza de mantequilla

- 2 rebanadas de tocino
- 1/8 cucharadita de pimienta

Pasos:

1. Llene una olla con 6 tazas de agua fría y los huevos.
2. Ajuste el temporizador durante 7 minutos una vez que el agua comience a hervir.
3. Cuando haya pasado el tiempo, escurrir el agua y verter las 6 tazas restantes de agua fría en los huevos para detener el proceso de calentamiento.
4. Una vez enfriados, pelar los huevos y colocar en un plato con la mantequilla, pimienta, mayonesa y sal, batiendo hasta que se combinen.
5. Refrigere durante aproximadamente media hora.
6. Calienta el tocino en una sartén hasta que esté crujiente y marrón. Colóquelo en un plato con toallas de papel.
7. Desmenuza el tocino una vez enfriado en un plato pequeño y retira los huevos de la nevera.
8. Saca pequeñas bolas y cúbrelo completamente en los trozos de tocino, y sirve inmediatamente.

Judías verdes de almendras

Tiempo total: 20 minutos Sirve: 4

ingredientes:

- 1 libra de judías verdes frescas, recortadas
- 1/3 taza de almendras en rodajas
- 4 dientes de ajo en rodajas
- 2 cucharadas de aceite de oliva
- 1 cucharada de jugo de limón
- 1/2 cucharadita de sal marina

Indicaciones:

1. Agregue los frijoles verdes, la sal y el jugo de limón en un tazón de mezcla. Abaje bien y reserva.
2. Caliente el aceite en una sartén a fuego medio.
3. Agregue las almendras en rodajas y saltee hasta que se doren ligeramente.
4. Agregue el ajo y saltee durante 30 segundos.
5. Vierta bien la mezcla de almendras sobre los frijoles verdes y mezcle bien.

6. Revuelva bien y sirva inmediatamente.

Valor nutricional (Cantidad por porción): Calorías 146; Grasa 11,2 g; Carbohidratos 10.9 g; Azúcar 2 g; Proteína 4 g; Colesterol 0 mg;

RECETAS DE POSTRES

Mousse de Limón

Tiempo total: 10 minutos Sirve: 2

ingredientes:

- 14 oz de leche de coco
- 12 gotas de stevia líquida
- 1/2 cucharadita de extracto de limón
- 1/4 cucharadita de cúrcuma

Indicaciones:

1. Coloque la lata de leche de coco en el refrigerador durante la noche. Saca crema espesa en un tazón de mezcla.
2. Agregue los ingredientes restantes al tazón y batir usando una batidora de manos hasta que quede suave.
3. Transfiera la mezcla de mousse a una bolsa de cierre de cremallera y enciérrela en vasos pequeños para servir. Colóquelo en nevera.
4. Sirva frío y disfrute.

Valor nutricional (Cantidad por porción): Calorías 444; Grasa 45.7 g; Carbohidratos 10 g; Azúcar 6 g; Proteína 4,4 g; Colesterol 0 mg;

Ensalada de huevo

Prepara esta ensalada de huevos en poco tiempo y disfruta del fantástico impulso de energía de esta bomba de grasa.

Tiempo total de preparación y cocción: 15 minutos Nivel: Principiante

Hace: 2 ayudas

Proteína: 6 gramos Carbohidratos netos:

1 gramo de grasa: 28 gramos

Azúcar: 1 gramo

Calorías: 260

Lo que necesita:

- 3 cucharadas de mayonesa, sin azúcar

- 1/4 de taza de apio picado

- 2 huevos grandes, duros y yemas separadas.

- 1/2 cucharadita de mostaza

- 3 cucharadas de pimiento rojo picado

- 1/4 cucharadita de sal

- 3 cucharadas de brócoli, arrocado

- 1/4 cucharadita de pimienta

- 2 cucharadas de champiñones picados

- 1/4 cucharadita de pimentón

- 4 tazas de agua fría

Pasos:

1. Llene una cacerola con los huevos y 2 tazas de agua fría.

2. Cuando el agua comience a hervir, ajuste un temporizador durante 7 minutos.

3. Después de que haya pasado el tiempo, escurrir el agua y vaciar las 2 tazas restantes de agua fría sobre los huevos.

4. Una vez que se puedan manipular, pelar los huevos y eliminar las yemas. Pica las claras de huevo y déjalos a un lado.

5. En un plato grande, mezcle la mayonesa, la mostaza, la sal y las yemas de huevo.

6. Combine el apio picado, el pimiento, el brócoli y el hongo.

7. Por último, integre las claras de huevo, pimienta y pimentón hasta que se combinen completamente.

Ensalada Calamari

Esta comida puede parecer un poco demasiado inusual, pero construirá los músculos después de ese entrenamiento poderoso.

Tiempo total de preparación y cocción: 10 minutos Nivel: Principiante

Hace: 4 ayudas

Proteína: 18 gramos Carbohidratos

netos: 5 gramos De grasa: 14 gramos

Azúcar: 0 gramos

Calorías: 214

Lo que necesita:

- 1/2 cucharadita de jugo de lima

- Calamares de 16 oz, en rodajas

- 1/4 cucharadita de sal

- 2 cucharadas de aceite de coco

- 1/8 cucharadita de pimienta

- 8 oz. de aceitunas

- 1/2 cucharadita de ajo en polvo

- 3 cucharaditas de aceite de coco, separado

- 1/2 cucharadita de jugo de limón

Pasos:

1. En un plato de vidrio, mezcle el limón y el jugo de lima completamente.

2. En un plato separado, bate las 3 cucharaditas de aceite de coco, sal, ajo en polvo y pimienta hasta que se combinen.

3. En una sartén antiadherente, disolver las 2 cucharadas de aceite de coco con las aceitunas. Caliente las aceitunas durante unos 90 segundos y retírelos a un plato de servir.

4. Cubre los calamares liberalmente en los condimentos.

5. Transfiera los calamares al aceite caliente y revuelva durante aproximadamente 2 minutos o hasta que estén nublados.

6. Retirar al plato de servir con las aceitunas.

7. Rocíe el aderezo de jugo sobre la parte superior del plato y sirva.

Intermedio: Pastel de Limón

Servicios: 10

Tiempo de preparación: 10 minutos Tiempo de cocción: 60 minutos

ingredientes:

- 4 huevos
- 2 cucharadas de ralladura de limón
- 1/2 taza de jugo de limón fresco
- 1/4 de taza de eritritol
- 1 cucharada de vainilla
- 1/2 taza de mantequilla ablandada
- 2 cucharaditas de polvo de hornear
- 1/4 de taza de harina de coco
- 2 tazas de harina de almendras

Indicaciones:

1. Precalentar el horno a 300 F/ 150 C.
2. Engrase la sartén de 9 pulgadas con mantequilla y reserve.
3. En un tazón grande, bate todos los ingredientes hasta que se forme una masa suave.

4. Vierta la masa en la sartén y hornee en el horno precalentado durante 60 minutos.
5. Cortar y servir.

Por porción: Carbohidratos netos: 3.6g; Calorías: 244; Grasa total: 22.3g; Grasa saturada: 7.3g Proteína: 7.3g; Carbohidratos: 6.3g; Fibra: 2.7g; Azúcar: 1.5g; Grasa 83% / Proteína 12% / Carbohidratos 5%

Pastel de chocolate

fudgy

Servicios: 12

Tiempo de preparación: 10 minutos Tiempo de cocción: 30 minutos

ingredientes:

- 6 huevos

- 1 1/2 taza de eritritol

- 1/2 taza de harina de almendras

- mantequilla oz, derretida

- oz de chocolate sin endulza, derretido

- Pizca de sal

Indicaciones:

1. Precalentar el horno a 350 F/ 180 C.

2. Engrase la sartén de 8 pulgadas en forma de resorte con mantequilla y reserve.

3. En un tazón grande, bate los huevos hasta que estén espumosos.

4. Agregue el edulcorante y revuelva bien.

5. Agregue la mantequilla derretida, el chocolate, la harina de almendras y la sal y revuelva hasta que se mezclen.

6. Vierta la masa en la sartén preparada y hornee en el horno

precalentado durante 30 minutos.

7. Retire la torta del horno y deje enfriar por completo.

8. Cortar y servir.

Por porción: Carbohidratos netos: 4g; Calorías: 360; Grasa total: 37.6g;

Grasa saturada: 21.6g

Proteína: 7.2g; Carbohidratos: 8.6g; Fibra: 4.6g; Azúcar: 0.6g; Grasa 90% /

Proteína 7% / Carbohidratos 3%

RECETAS DE POSTRES KETO

Barras de chocolate con queso

Servicios: 16

Tiempo de preparación: 10 minutos Tiempo de cocción: 10 minutos

ingredientes:

- Queso crema de 16 oz, suavizado
- 14 oz de chocolate negro sin endulzar
- 1 cucharadita de vainilla
- 12 gotas de stevia líquida

Indicaciones:

1. Rocíe una sartén cuadrada de 8 pulgadas con spray de cocción y reserve.
2. Derretir el chocolate en una cacerola a fuego lento.
3. Agregue el edulcorante y la vainilla. Retirar del fuego y dejar a un lado.
4. Agregue el queso crema en el procesador de alimentos y procese hasta que quede suave.

5. Agregue la mezcla de chocolate derretido en el queso crema y procese hasta que esté bien combinado.

6. Transfiera la mezcla de chocolate con queso a la sartén preparada y esparce uniformemente.

7. Colocar en nevera durante 4 horas.

8. Cortar y servir.

Por porción: Carbohidratos netos: 4.1g; Calorías: 265; Grasa total: 23.1g; Grasa saturada: 14,5 g

Proteína: 5.5g; Carbohidratos: 7.4g; Fibra: 3.3g; Azúcar: 0.1g; Grasa 82% / Proteína 11% / Carbohidratos 7%

COOKIES: PRINCIPIANTE

Galletas de

chocolate

simples

Servicios: 20

Tiempo de preparación: 5 minutos / Tiempo de cocción: 10 minutos

ingredientes:

- 3 cucharadas de chía molida
- 1 taza de harina de almendras
- 2 cucharadas de proteína de chocolate en polvo
- 1 taza de mantequilla de semillas de girasol

Indicaciones:

1. Precalentar el horno a 350 F/ 180 C.
2. Rocíe una bandeja para hornear con spray de cocción y reserve.
3. En un tazón grande, agregue todos los ingredientes y mezcle hasta que se combinen.
4. Hacer bolas pequeñas de la mezcla y colocar en una bandeja para hornear preparada.
5. Presione ligeramente en forma de cookie.

6. Hornee durante 10 minutos.

7. Deje enfriar completamente y luego sirva.

Por porción: Carbohidratos netos: 4.2g; Calorías: 111; Grasa total: 9.3g; Grasa saturada: 0.9g

Proteína: 4g; Carbohidratos: 5.2g; Fibra: 1g; Azúcar: 0.2g; Grasa 73% / Proteína 13% / Carbohidratos 14%

Sorbete de

frambuesa

Servicios: 5

Tiempo de preparación: 10 minutos Tiempo de
cocción: 10 minutos

ingredientes:

- 2 1/2 tazas de frambuesas frescas
- 1 cucharada de jugo de limón fresco
- 1/3 taza de eritritol
- 1/3 taza de leche de coco sin endulza
- 1 cucharadita de stevia líquida
- Pizca de sal marina

Indicaciones:

1. Agregue todos los ingredientes a la licuadora y licúe
   hasta que estén suaves.
2. Transfiera la mezcla mezclada al recipiente y colóquela
   en el refrigerador durante 20 minutos.
3. Después de 20 minutos vierta la mezcla de sorbete en la
   heladería y revuelve de acuerdo con las instrucciones de
   la máquina.

4. Vierta en el recipiente hermético y colóquelo en el refrigerador durante 1-2 horas.

5. Sirva frío y disfrute.

Por porción: Carbohidratos netos: 4g; Calorías: 41; Grasa total: 1.9g; Grasa saturada: 0.7g

Proteína: 1g; Carbohidratos: 8g; Fibra: 4g; Azúcar: 2.8g; Grasa 45% / Proteína 10% / Carbohidratos 45%

Pan de pimienta

negra roto

Completo: 4 hr 45 min

Preparación: 4 hr

Cocinero: 45 min

Rendimiento: 1 porción de pan

Valores nutricionales:

Calorías: 34, Grasa total: 5.1 g, Grasa saturada:

0,3 g, Carbohidratos: 1,5 g, Azúcares: 0,3 g, Proteína: 1,3 g

ingredientes

- 2 tazas además de 2 cucharadas de leche

- 3 cucharadas de dispersión sin saltar

- 2 cucharadas de azúcar

- 1/2 cucharaditas de trituración de carnicero rompió pimienta oscura

- Una levadura seca dinámica de 1/4 onzas

- 5 tazas de harina generalmente útil

- 1 cucharada de sal fina

- Aceite vegetal, según sea necesario

dirección

1. En una olla pequeña, consolida la leche, la propagación, el azúcar y la pimienta. Detecte sobre el calor medio-alto y logre 110 grados F. Expulse del calor y espolvoree la levadura sobre el exterior de la leche. Deja a un lado hasta que esté espumoso, alrededor de 10 minutos.

2. Mientras tanto,en un enorme tazón, mezcle la harina y la sal.

3. Vierta la mezcla de leche y levadura en el tazón de harina y mezcle hasta que se forme una mezcla delicada y rebozada. Mueva la mezcla a una superficie de trabajo bien enharinada y a cuadros hasta que se enmarque una delicada masa versátil, alrededor de 10 minutos. Mueva la mezcla a un tazón suavemente engrasado, extienda con una toalla de cocina y detecte en un lugar cálido, hasta que se hinche y se multiplie en tamaño, alrededor de 2 horas.

4. Detecte un bastidor en el punto focal del pollo de engorde y precaliente a 400 grados F. Mueva la mezcla a la superficie de trabajo

y, utilizando las manos, enderece delicadamente en una forma ovalada de 10 pulgadas de largo. Crea la masa en tercios a largo plazo, cubriendo los lados en el interior. Presione hacia abajo en los lados de la cubierta para sellar y hacer un pliegue. Cómalo de lado hacia abajo en un plato con mantequilla de 9 por 5 pulgadas, esparcido con una toalla de cocina, y vuelve a la pieza más caliente de la cocina hasta que la mezcla haya ascendido alrededor de 1/2 se arrastra sobre el punto más alto del recipiente, alrededor de 1/2 a 2 horas.

5. Cepille suavemente el punto más alto de la masa con agua tibia y, utilizando una hoja afilada, haga un corte de 1/4 de pulgada de profundidad por el medio. Prepárese hasta que oscurezca brillantemente, alrededor de 30 minutos.

6. Expulse la porción de la sartén y detecte en el punto focal del bastidor. Mantenga el calentamiento hasta que la porción suene vacía cuando remacha suavemente con los nudillos en la base y la parte superior, y un termómetro incrustado en el interior examina 200 grados F., alrededor de 15 minutos.

7. Mueva la porción de pan a un estante de refrigeración y deje enfriar durante 2 horas antes de utilizarla.

Copas Tiramisú

Tiempo de preparación: 2 horas Porciones:8

Valores nutricionales:

Grasa: 37 g.

Proteína: 5 g.

Carbohidratos: 5 g.

ingredientes:

Para la corteza

- 1 taza de pacanas, tierra
- 1/3 taza de mantequilla derretida
- 1 cucharada de cacao en polvo sin endulzar
- 2 cucharadas de Eritritol
- Para el relleno
- 2 tazas de queso Mascarpone
- 1 tiro Espresso
- 1/2 taza de Erythritol
- 1 cucharadita de extracto de vainilla
- 1 cucharada de gelatina
- 1 taza de agua hirviendo

Indicaciones:

1. Todos los ingredientes deben combinarse para la corteza en un tazón. Mezcle bien. Empaque la mezcla en un molde de cupcake de silicio.

2. Combine gelatina y eritritol en un tazón. Agregue una taza de agua hirviendo. Dejar repos en 5 minutos.

3. Batir el queso mascarpone, el espresso y la vainilla en un tazón separado hasta que estén ligeros y ventilados.

4. Agregue gradualmente la mezcla de gelatina en el mascarpone batido.

5. Enfríe la mezcla durante 30 minutos.

6. Divida la mezcla en el molde de cupcake y enfríe durante una hora.

RECETAS DE ALMUERZO

Rollos suaves para la cena

Tiempo de cocción: 20 min

Porciones: 12 (2 rollos por porción)

Datos nutricionales: 157 calorías por porción: Carbohidratos 4.5g, grasas 13.2g, y 6.6g proteínas.

ingredientes:

- 10 oz de harina de almendras
- 1/4 de taza de polvo para hornear
- 1 taza de queso crema
- 3 tazas de mozzarella, destrozada
- 4 huevos
- 1 cucharada de mantequilla

Pasos:

1. Calentar el horno a 190°C
2. Microondas mozzarella+queso crema por un minuto.
3. Mezclar todos los ingredientes secos: harina de

almendras + polvo de hornear +huevos

4. Agregue quesos a ingredientes secos, mezcle

   bien y dejar a un lado durante 15 min.

5. Forma 12 rollos y déjalos enfriar en el congelador

   durante 7-10 min.

6. Derretir la mantequilla en la sartén de hierro.

7. Poner los rollos uno al lado del otro y hornear durante 20

   minutos en la sartén.

8. disfrutar

Notas:

Tanta cantidad de polvo de hornear ayudará a que la masa se levante

bien y no sea plana.

Pan de nube

picante

Tiempo de cocción: 25-30 min Rendimiento: 6 nubes

Datos nutricionales: 52 calorías por nube: Carbohidratos 2.8g, grasas 3.4g y proteínas 3.1g.

ingredientes:

- 3 huevos
- 4 cucharadas de xilitol
- 2 cucharadas de queso crema
- 2 cucharaditas de canela, molida
- 1/2 cucharadita de polvo de hornear
- vainilla al gusto

Pasos:

1. Caliente el horno a 175 C.
2. Prepare la bandeja para hornear.
3. Batir las claras de huevo con polvo de hornear durante 2-3 minutos usando una batidora de manos hasta que picos rígidos.
4. Mezclar yemas +queso crema+vainilla+xilitol+canela.
5. Combine los blancos con yemas suavemente.

6. Forma 6 montículos y coloca la masa en la bandeja para hornear, engrasada. Hazlos planos.

7. Hornee durante 30 minutos hasta que estén dorados.

RECETAS DE APERITIVOS

intermedio

Bocadillos de frutas

de chaffle

Tiempo de preparación: 10 minutos

Tiempo de cocción: 14 minutos

Porciones: 2

ingredientes:

- 1 huevo batido
- 1/2 taza de queso cheddar finamente rallado
- 1/2 taza de yogur griego para cobertura
- 8 frambuesas y moras para cobertura

Indicaciones:

1. Precalentar la plancha de gofres.
2. Mezcle el huevo y el queso cheddar en un tazón mediano.
3. Abra el hierro y agregue la mitad de la mezcla. Cierre y cocine hasta que esté crujiente, 7 minutos.
4. Retire el chaffle en un plato y haga otro con la mezcla restante.
5. Corta cada paja en cuñas y colócala en un plato.

6. Cubra cada gofre con una cucharada de yogur y luego dos bayas.

7. Sirva después.

nutrición:

Calorías 207

Grasas 15.29g

Carbohidratos 4.36g

Carbohidratos netos 3.86g

Proteína 12.91g

Chaffles de azúcar belgas keto

Tiempo de preparación: 10 minutos

Tiempo de cocción: 24 minutos

Porciones: 4

ingredientes:

- 1 huevo batido
- 2 cucharadas de azúcar morena desvida
- 1/2 cucharada de mantequilla, derretida
- 1 cucharadita de extracto de vainilla
- 1 taza de queso parmesano finamente rallado

Indicaciones:

1. Precalentar la plancha de gofres.

2. Mezcle todos los ingredientes en un tazón mediano.

3. Abra la plancha y vierta un cuarto de la mezcla. Cierre y cocine hasta que esté crujiente, 6 minutos.

4. Retire el chaffle en un plato y haga 3 más con los ingredientes restantes.

5. Corta cada paja en cuñas, placa, deja enfriar y sirve.

nutrición:

Calorías 136

Grasas 9.45g

Carbohidratos 3.69g

Carbohidratos netos 3.69g

Proteína 8.5g

Chaffles de limón y pimentón

Tiempo de preparación: 10 minutos

Tiempo de cocción: 28 minutos

Porciones: 4

ingredientes:

- 1 huevo batido
- 1 oz de queso crema, suavizado
- 1/3 taza de queso mozzarella finamente rallado
- 1 cucharada de harina de almendras
- 1 cucharadita de mantequilla, derretida
- 1 cucharadita de jarabe de arce (sin azúcar)
- 1/2 cucharadita de pimentón dulce
- 1/2 cucharadita de extracto de limón

Indicaciones:

1. Precalentar la plancha de gofres.
2. Mezcle todos los ingredientes en un tazón mediano
3. Abra la plancha y vierta un cuarto de la mezcla. Cierre y cocine hasta que esté crujiente, 7 minutos.
4. Retire el chaffle en un plato y haga 3 más con la mezcla restante.
5. Corta cada paja en cuñas, placa, deja enfriar y sirve.

nutrición:

Calorías 48

Grasas 4.22g

Carbohidratos 0.6g

Carbohidratos netos 0.5g

Proteína 2g

Desayuno Espinaca

Ricotta Chaffles

Tiempo de preparación: 10 minutos

Tiempo de cocción: 28 minutos

Porciones: 4

ingredientes:

- Espinacas congeladas de 4 oz, descongeladas y exprimidas secas
- 1 taza de queso ricotta
- 2 huevos batidos
- 1/2 cucharadita de ajo en polvo
- 1/4 de taza de queso Pecorino Romano finamente rallado
- 1/2 taza de queso mozzarella finamente rallado
- Sal y pimienta negra recién molida al gusto

Indicaciones:

1. Precalentar la plancha de gofres.
2. En un tazón mediano, mezcle todos los ingredientes.
3. Abra la plancha, engrase ligeramente con spray de cocción y cuchara en un cuarto de la mezcla.
4. Cierre la plancha y cocine hasta que esté marrón y crujiente, 7 minutos.
5. Retire el chaffle en un plato y reserve.
6. Haga tres chaffles más con la mezcla restante.

7. Deje enfriar y servir después.

nutrición:

Calorías 188

Grasas 13.15g

Carbohidratos 5.06g

Carbohidratos netos 4.06g

Proteína 12.79g

Chaffles de especias de calabaza

Tiempo de preparación: 10 minutos

Tiempo de cocción: 14 minutos

Porciones: 2

ingredientes:

- 1 huevo batido
- 1/2 cucharadita de especia de pastel de calabaza
- 1/2 taza de queso mozzarella finamente rallado
- 1 cucharada de puré de calabaza sin azúcar

Indicaciones:

1. Precalentar la plancha de gofres.
2. En un tazón mediano, mezcle todos los ingredientes.
3. Abra la plancha, vierta la mitad de la masa, cierre y cocine hasta que esté crujiente, de 6 a 7 minutos.
4. Retire el chaffle en un plato y reserve.
5. Haz otro chaffle con la masa restante.
6. Deje enfriar y servir después.

nutrición:

Calorías 90

Grasas 6.46g

Carbohidratos 1.98g

Carbohidratos netos 1.58g

Proteína 5.94g

Chaffles mixtos de bayas y vainilla

Tiempo de preparación: 10 minutos

Tiempo de cocción: 28 minutos

Porciones: 4

ingredientes:

- 1 huevo batido
- 1/2 taza de queso mozzarella finamente rallado
- 1 cucharada de queso crema, suavizado
- 1 cucharada de jarabe de arce sin azúcar
- 2 fresas en rodajas
- 2 frambuesas, rodajas
- 1/4 cucharadita de extracto de mora
- 1/4 cucharadita de extracto de vainilla
- 1/2 taza de yogur natural para servir

Indicaciones:

1. Precalentar la plancha de gofres.
2. En un tazón mediano, mezcle todos los ingredientes excepto el yogur.
3. Abra la plancha, engrase ligeramente con spray **de cocción** y vierta un cuarto de la mezcla.

4. Cierre la plancha y cocine hasta que se dore y esté crujiente, 7 minutos.
5. Retire el chaffle en un plato y reserve.
6. Haga tres chaffles más con la mezcla restante.
7. Para porciones: cubra con el yogur y disfrute.

Datos nutricionales por porción:

Calorías 78

Grasas 5.29g

Carbohidratos 3.02g

Carbohidratos netos 2.72g

Proteína 4.32g

Bocadillos herby chaffle

Tiempo de preparación: 10 minutos

Tiempo de cocción: 28 minutos

Porciones: 4

ingredientes:

- 1 huevo batido
- 1/2 taza de queso Monterey Jack finamente rallado
- 1/4 de taza de queso parmesano finamente rallado
- 1/2 cucharadita de hierbas mixtas secas

Indicaciones:

1. Precalentar la plancha de gofres.
2. Mezcle todos los ingredientes en un tazón mediano
3. Abra la plancha y vierta un cuarto de la mezcla. Cierre y cocine hasta que esté crujiente, 7 minutos.
4. Retire el chaffle en un plato y haga 3 más con el resto de los ingredientes.
5. Corta cada paja en cuñas y placa.
6. Permita enfriar y servir.

nutrición:

Calorías 96

Grasas 6.29g

Carbohidratos 2.19g

Carbohidratos netos 2.19g

Proteína 7.42g

Chaffles rellenos de huevo revuelto

Tiempo de preparación: 15 minutos

Tiempo de cocción: 28 minutos

Porciones: 4

ingredientes:

Para los rozaduras:

- 1 taza de queso cheddar finamente rallado
- 2 huevos batidos
- Para el relleno de huevos:
- 1 cucharada de aceite de oliva
- 1 pimiento rojo pequeño
- 4 huevos grandes
- 1 pimiento verde pequeño
- Sal y pimienta negra recién molida al gusto
- 2 cucharadas de queso parmesano rallado

Indicaciones:

Para los rozaduras:

1. Precalentar la plancha de gofres.
2. En un tazón mediano, mezcle el queso cheddar y el huevo.

3. Abra la plancha, vierta un cuarto de la mezcla, cierre y cocine hasta que esté crujiente, de 6 a 7 minutos.

4. Prepara y prepara tres chaffles más usando la mezcla restante.

Para el relleno de huevos:

1. Mientras tanto, calienta el aceite de oliva en una sartén mediana a fuego medio en una estufa.

2. En un tazón mediano, bate los huevos con los pimientos, la sal, la pimienta negra y el queso parmesano.

3. Vierta la mezcla en la sartén y revuelve hasta que se ajuste a tu semejanza, 2 minutos.

4. Entre dos chaffles,cuchara la mitad de los huevos revueltos y repetir con el segundo juego de chaffles.

5. Sirva después.

Datos nutricionales por porción:

Calorías 387

Grasas 22.52g

Carbohidratos 18.12g

Carbohidratos netos 17.52g

Proteína 27.76g

Chaffles de jamón y cheddar

Tiempo de preparación: 15 minutos

Tiempo de cocción: 28 minutos

Porciones: 4

ingredientes:

- 1 taza de parsnips finamente rallados, al vapor
- Jamón de 8 oz, cortado en cubos
- 2 huevos batidos
- 1 1/2 taza de queso cheddar finamente rallado
- 1/2 cucharadita de ajo en polvo
- 2 cucharadas de hojas de perejil fresco picado
- 1/4 cucharadita de pimentón ahumado
- 1/2 cucharadita de tomillo seco
- Sal y pimienta negra recién molida al gusto

Indicaciones:

1. Precalentar la plancha de gofres.
2. En un tazón mediano, mezcle todos los ingredientes.
3. Abra la plancha, engrase ligeramente con spray **de cocción** y vierta un cuarto de la mezcla.
4. Cierre la plancha y cocine hasta que esté crujiente, 7 minutos.
5. Retire el chaffle en un plato y reserve.
6. Haga tres chaffles más usando la mezcla restante.

7. Sirva después.

Datos nutricionales por porción:

Calorías 506

Grasas 24.05g

Carbohidratos 30.02g

Carbohidratos netos 28.22g

Proteína 42.74g

Gruyere salado y pajas de cebollinos

Tiempo de preparación: 15 minutos

Tiempo de cocción: 14 minutos

Porciones: 2

ingredientes:

- 2 huevos batidos
- 1 taza de queso Gruyere finamente rallado
- 2 cucharadas de queso cheddar finamente rallado
- 1/8 cucharadita de pimienta negra recién molida
- 3 cucharadas de cebollinos frescos picados + más para decorar
- 2 huevos fritos con sol para cobertura

Indicaciones:

1. Precalentar la plancha de gofres.
2. En un tazón mediano, mezcle los huevos, los quesos, la pimienta negra y los cebollinos.
3. Abra la plancha y vierta la mitad de la mezcla.
4. Cierre la plancha y cocine hasta que esté marrón y crujiente, 7 minutos.
5. Retire el chaffle en un plato y reserve.
6. Haga otro chaffle usando la mezcla restante.

7. Cubra cada rozadura_ con un huevo frito cada uno, decore con los cebollinos y sirva.

Datos nutricionales por porción:

Calorías 712

Grasas 41.32g

Carbohidratos 3.88g

Carbohidratos netos 3.78g

Proteína 23.75g

Chaffle de pollo quesadilla

Tiempo de preparación: 10 minutos

Tiempo de cocción: 14 minutos

Porciones: 2

ingredientes:

- 1 huevo batido
- 1/4 cucharadita de condimento de tacos
- 1/3 taza de queso cheddar finamente rallado
- 1/3 taza de pollo picado cocido

Indicaciones:

1. Precalentar la plancha de gofres.
2. En un tazón mediano, mezcle los huevos, el condimento de tacos y el queso cheddar. Agregue el pollo y combine bien.

3. Abra la plancha, engrase ligeramente con spray **de cocción** y vierta la mitad de la mezcla.

4. Cierre la plancha y cocine hasta que esté marrón y crujiente, 7 minutos.

5. Retire el chaffle en un plato y reserve.

6. Haga otro chaffle usando la mezcla restante.

7. Sirva después.

<u>Datos nutricionales por porción:</u>

Calorías 314

Grasas 20.64g

Carbohidratos 5.71g

Carbohidratos netos 5.71g

Proteína 16.74g

Chaffle de desayuno de chocolate caliente

Tiempo de preparación: 10 minutos

Tiempo de cocción: 14 minutos

Porciones: 2

<u>ingredientes:</u>

- 1 huevo batido
- 2 cucharadas de harina de almendras
- 1 cucharada de cacao en polvo sin endulzar
- 2 cucharadas de queso crema, suavizado
- 1/4 de taza de queso Monterey Jack finamente rallado
- 2 cucharadas de jarabe de arce sin azúcar
- 1 cucharadita de extracto de vainilla

<u>Indicaciones:</u>

1. Precalentar la plancha de gofres.
2. En un tazón mediano, mezcle todos los ingredientes.
3. Abra la plancha, engrase ligeramente con spray **de cocción** y vierta la mitad de la mezcla.
4. Cierre la plancha y cocine hasta que esté crujiente, 7 minutos.

5. Retire el chaffle en un plato y reserve.

6. Vierta la masa restante en la plancha y haga el segundo chaffle.

7. Deje enfriar y servir después.

Datos nutricionales por porción:

Calorías 47

Grasas 3.67g

Carbohidratos 1.39g

Carbohidratos netos 0.89g

Proteína 2.29g

Chaffles de arándanos

Tiempo de preparación: 15 minutos

Porciones: 4

ingredientes:

- 2 huevos
- 1/2 taza de arándanos
- 1/2 cucharadita de polvo de hornear
- 1/2 cucharadita de vainilla
- 2 cucharaditas de desviación
- 3 cucharadas de harina de almendras
- 1 taza de queso mozzarella rallado

Indicaciones:

1. Precalentar a tu fabricante de gofres.
2. En un tazón mediano, mezcle los huevos, la vainilla, el se desviado, la harina de almendras y el queso.
3. Agregue los arándanos y revuelva bien.
4. Rocíe el fabricante de gofres con spray de cocina.
5. Vierta 1/4 de masa en la olla de gofres calientes y cocine durante 5-8 minutos o hasta que se dore. Repita con la masa restante.
6. Sirva y disfrute.

nutrición:

Calorías 96

Grasa 6,1 g

Carbohidratos 5.7 g

Azúcar 2,2 g

Proteína 6,1 g

Colesterol 86 mg

Chaffle de calabaza

pecan

Tiempo de preparación: 15 minutos

Porciones: 2

ingredientes:

- 1 huevo

- 2 cucharadas de pacanas tostadas y picadas

- 2 cucharadas de harina de almendras

- 1 cucharadita de eritritol

- 1/4 cucharadita de especia de pastel de calabaza

- 1 cucharada de puré de calabaza

- 1/2 taza de queso mozzarella rallado

Indicaciones:

1. Precalentar a tu fabricante de gofres.

2. Batir el huevo en un tazón pequeño.

3. Agregue los ingredientes restantes y mezcle bien.

4. Rocíe el fabricante de gofres con spray de cocina.

5. Vierta la mitad de la masa en la olla caliente y cocine durante 5 minutos o hasta que se dore. Repita con la masa restante.

6. Sirva y disfrute.

nutrición:

Calorías 121

Azúcar 3,3 g

Grasa 9,7 g

Proteína 6,7 g

Carbohidratos 5.7 g

Colesterol 86 mg

Pan de sésamo

Porciones: 3

Tiempo de cocción: 20 minutos

Nutrientes por porción:

Calorías: 82 | Grasas: 12 g | Carbohidratos: 1 g | Proteínas: 7 g

ingredientes:

- 5 cucharadas de harina de sésamo
- 1 huevo
- 1 cucharada de mantequilla
- 1/2 cucharadita de polvo de hornear
- Una pizca de sal

Proceso de cocción:

1. Mezcle los ingredientes.
2. Derretir la mantequilla a temperatura ambiente.

Agregue la mantequilla y el huevo a la masa, mezcle bien.

3. Vierta la masa en un molde para hornear y hornee en el horno a 180°C (356°F) durante 15 minutos.

Magdalenas de chocolate

Valores nutricionales:

Calorías: 168.8, Grasa total: 13.2 g, Grasa saturada: 1.9 g, Carbohidratos: 19.6 g, Azúcares: 0.7 g, Proteína:

1.1 G

Sirve: 10 muffins

Ingredientes húmedos:

- 2 oz de aguacates medianos, pelados y sin semillas
- 4 Huevos
- 15-20 gotas Stevia Gotas
- 2 cucharadas de leche de coco

Ingredientes secos:

- 1 taza de harina de almendras
- 1/3 taza de harina de coco
- 1/2 taza de cacao en polvo
- 1 cucharadita de bicarbonato de sodio
- 2 cucharaditas de crema de tartar
- 1/2 taza de Erythritol
- 1 cucharadita de canela
- Aceite de coco, para engrasar

Indicaciones:

1. Precaliente el horno a 350F / 175C. Engrase las tazas de muffins con aceite de coco y forre la lata de muffins.

2. Agregue los aguacates a su procesador de alimentos y pulse hasta que estén suaves. Añadir los ingredientes húmedos, el pulso para combinar

   hasta que esté bien incorporado.

3. Combine los ingredientes secos y agregue al proceso de alimentos y pulse para combinar y verter la masa en la lata de muffins.

4. Una vez crujiente y horneado durante 20-25 minutos, retirar del horno y dejar enfriar antes de servir.

Chaffle de tarta de queso de calabaza

Tiempo de preparación: 15 minutos

Porciones: 2

<u>ingredientes:</u>

Para el chaffle:

- 1 huevo
- 1/2 cucharadita de vainilla
- 1/2 cucharadita de polvo de hornear, sin gluten
- 1/4 cucharadita de especias de calabaza
- 1 cucharadita de queso crema, suavizado
- 2 cucharaditas de crema pesada
- 1 cucharada de desviación
- 1 cucharada de harina de almendras
- 2 cucharaditas de puré de calabaza
- 1/2 taza de queso mozzarella rallado

Para el llenado:

- 1/4 cucharadita de vainilla
- 1 cucharada de desviación
- 2 cucharadas de queso crema

Indicaciones:

1. Precalentar a tu mini fabricante de gofres.
2. En un tazón pequeño, mezcle todos los ingredientes del gasa.
3. Rocíe el fabricante de gofres con spray de cocina.
4. Vierta la mitad de la masa en la olla caliente y cocine durante 3-5 minutos. Repita con la masa restante.
5. En un tazón pequeño, combine todos los ingredientes de relleno.
6. Extienda la mezcla de relleno entre dos rozaduras y colóquelo en la nevera durante 10 minutos.
7. Sirva y disfrute.

nutrición:

Calorías 107

Grasa 7,2 g

Carbohidratos 5 g

Azúcar 0,7 g

Proteína 6,7 g

Colesterol 93 mg

Bollos con queso
crema y canela

Porciones: 12

Tiempo de cocción: 40 minutos

Nutrientes por porción:

Calorías: 81 | Grasas: 11 g | Carbohidratos: 3,5 g | Proteínas:

10 g

Ingredientes para la masa:

- 3/4 de taza de harina de almendras

- 1 huevo

- 2 cucharadas de queso crema

- 1/2 cucharadita de polvo de hornear

- oz de mozzarella

Ingredientes para el llenado:

- 2 cucharadas de queso crema

- 3 cucharadas de stevia

- 2 cucharadas de agua

- 2 cucharaditas de canela

Proceso de cocción:

1. El horno se precalenta a 180°C (356°F).

2. Moler la mozzarella. Agregue el queso crema y caliente en el microondas durante 2 minutos. Agregue la

harina, el polvo de hornear y el huevo a la masa de queso.

3. Mezcle bien y amase la masa elástica. Divida en 8 bolas redondas. Saca cada parte en una salchicha larga y despliéndala.

   4. Prepara el relleno. En un tazón, mezcle 2 cucharadas de stevia, canela y agua. Vierta el relleno en la masa. Forma la salchicha apretada y córtalo en 10-12 bollos.

   5. Coloque los bollos en una bandeja para hornear con pergamino y hornee en el horno durante 25 minutos.

   6. Mezcle el queso crema y 1 cucharada de stevia. Lubrique los bollos calientes con aderezo cremoso.

EL ALMUERZO DE KETO

Martes: Almuerzo:

Ensalada de

Tarro Mason

Tan colorido y lleno de sabor. Esta ensalada es portátil. Usa cualquier vegetal que tengas a mano.

Consejo de variación: prueba diferentes tipos de proteínas, quesos o semillas.

Tiempo de preparación: 10 minutos Tiempo de cocción: Ninguna porción: 1

Lo que hay en él

- Pollo cocido en cubos (4 onzas)
- Espinacas bebé (1/6 onza)
- Tomates cherry (1/6 onza)
- Pimiento (1/6 onza)
- Pepino (1/6 onza)
- Cebolla verde (1/2 qty)
- Aceite de oliva virgen extra (4 T)

Cómo se hace

1. Picar verduras.

2. Cosas de espinaca en el fondo del frasco.

3. Coloca la capa del resto de las verduras.

4. Mantenga el aceite de oliva en un recipiente separado hasta que esté listo para comer.

Carbohidratos netos: 4 gramos De grasa:

55 gramos

Proteína: 71 gramos

Azúcares: 1 gramo

Miércoles: Almuerzo: El Especial de Salmón Ahumado

Este puede ser el almuerzo especial más fácil de la historia.

Sabroso, ahumado, rosa salmón posa en su

plato junto a espinacas oscuras y verdes como fiesta para los ojos y el cuerpo.

Consejo de variación: servir con rúcula o repollo. Tiempo de preparación: 5 minutos

Tiempo de cocción: Ninguno sirve 2

Lo que hay en él

- Salmón ahumado capturado silvestre (.5 onzas)
- Mayonesa (generosa dollop)
- Espinacas bebé (puñado grande)
- Aceite de oliva virgen extra (.5 T)
- Cuña de lima (1 qty)
- Sal kosher (al gusto)
- Pimienta molida fresca (al gusto)

Cómo se hace

1. Coloque el salmón (o cualquier pescado graso como sardinas o caballa) y las espinacas en un plato.
2. Agregue una cucharada grande de mayonesa y la cuña

de lima.

3. Rocíe aceite encima de las espinacas bebé (o pruebe la rúcula o el repollo rallado como si fuera por ensalada)

4. Espolvorear con un poco de sal y pimienta.

Carbohidratos netos: Ninguno

Grasa: 109 gramosProteína: 105 gramos Azúcares: Ninguno

KETO EN
LA CENA

Lunes: Cena:

Costillas cortas

de ternera   en

una olla lenta

Con un poco de preparación, usted tendrá una comida caliente esper te espera al final de un largo día.

Consejo de variación: servir sobre coliflor cortada en cubos o con apio.

Tiempo de preparación: 15 minutos Tiempo de

cocción: 4 horas Porciones: 4

Lo que hay en él

- Costillas cortas deshuesadas o deshuesadas (2 libras)
- Sal kosher (al gusto)

- Pimienta molida fresca (al gusto)

- Aceite de oliva virgen extra (2 T)

- Cebolla blanca picada (1 qty)

- Ajo (3 dientes)

- Caldo óseo (1 taza)

- Aminoácidos de coco (2 T)

- Pasta de tomate (2 T)

- Vino tinto (1,5 tazas)

Cómo se hace

1. En una sartén grande a fuego medio, agregue el aceite de oliva. Sazona la carne con sal y pimienta. Dore ambos lados.

2. Agregue caldo y costillas doradas a la olla lenta

3. Ponga los ingredientes restantes en la sartén.

4. Hierva y cocine hasta que las cebollas estén tiernas. Unos 5 minutos.

5. Vierta sobre las costillas.

6. Ajuste a 4 a 6 horas en alto o de 8 a 10 horas en mínimos.

Carbohidratos netos: 1 gramo

Grasa: 63 gramos

Proteína: 24 gramos

Azúcares: 1 gramo